www.ingramcontent.com/pod-product-compliance
Lightning Source LLC
Chambersburg PA
CBHW051321220526
45468CB00004B/1441
* 9 7 8 1 7 9 5 6 8 6 2 2 8 *